BULLETIN TRIMESTRIEL
DU SYNDICAT D'INITIATIVE DE

CINQUIEME VOYAGE D'ETUDES MÉDICALES

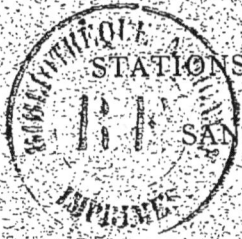

EAUX MINÉRALES
STATIONS MARITIMES, CLIMATIQUES
ET
SANATORIUMS DE FRANCE

Septembre 1903

AX-LES-THERMES
(Ariège)

CONFÉRENCE

DE

M. le Docteur L. LANDOUZY

Professeur de Clinique Médicale
Membre de l'Académie de Médecine
Médecin des Hôpitaux.

FOIX

IMPRIMERIE-LIBRAIRIE GADRAT AÎNÉ

Rue de La Bistour

1904

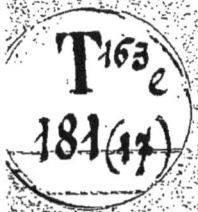

AX-LES-THERMES

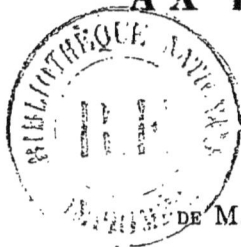

CONFÉRENCE

DE M. LE DOCTEUR L. LANDOUZY

1

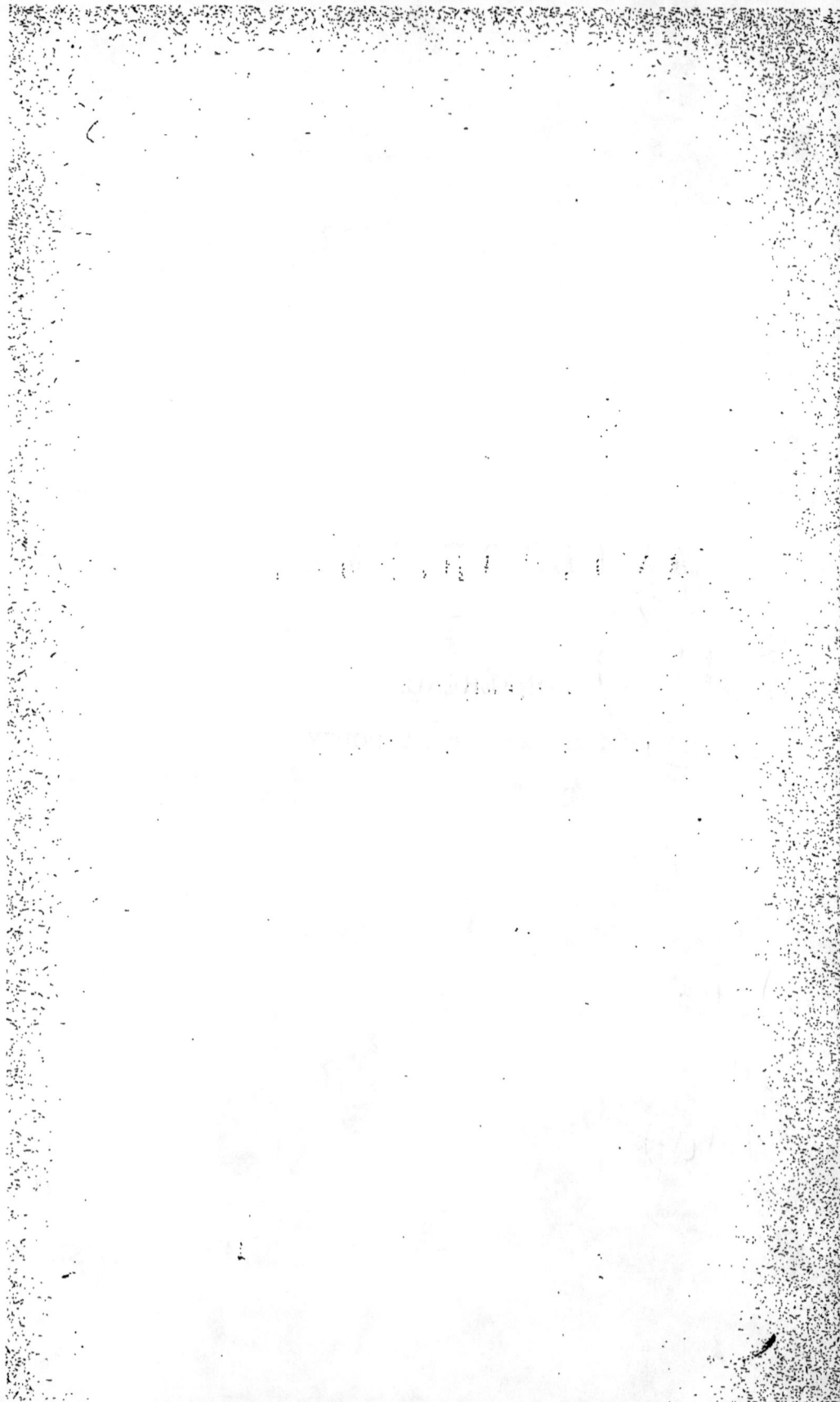

BULLETIN TRIMESTRIEL   No 2.

DU SYNDICAT D'INITIATIVE DE L'ARIÈGE

CINQUIÈME VOYAGE D'ÉTUDES MÉDICALES

EAUX MINÉRALES
STATIONS MARITIMES, CLIMATIQUES
ET
SANATORIUMS DE FRANCE

Septembre 1903

AX-LES-THERMES
(Ariège)

CONFÉRENCE

DE

M. le Docteur L. LANDOUZY

Professeur de Clinique Médicale
Membre de l'Académie de Médecine
Médecin des Hôpitaux.

FOIX

IMPRIMERIE-LIBRAIRIE GADRAT AINÉ

Rue de La Bistour

—

1904

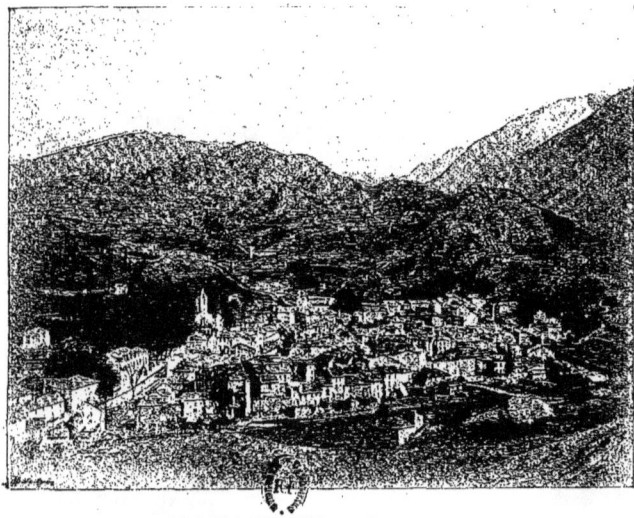

AX-LES-THERMES. — VUE GÉNÉRALE.

AX-LES-THERMES

(ARIÈGE)

—

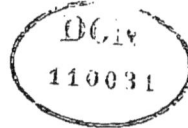

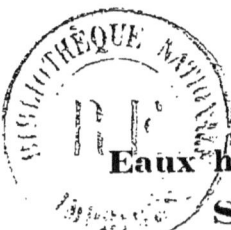

Eaux hyperthermales,

Sulfurées sodiques,

Sulfurées carbonatées

et Sulfhydriquées, alcalines.

———

Cure Axéenne .. {
Principale, cure de bains, de douches, d'étuves, de pulvérisations, d'inhalations, de humage.

Annexe, cure de boisson.

SONT JUSTICIABLES :

A. De la spécialisation diathésique {
1º les malades étiquetés rhumatisants et rhumatisants-goutteux ;

2º les scrofulo-tuberculeux ;

3º les syphilitiques ;

4º certains enfants et adolescents dystrophiques.

B. Des spécialisations fonctionnelles, les malades atteints d'affections {
articulaires,

névralgiques,

cutanées,

respiratoires,

digestives,

génito-urinaires.

Monsieur le Président, [1]
Messieurs,

Nous sommes ici dans une station, qui, par l'extraordinaire abondance, la thermalité, la gamme de sulfuration et la puissance de ses Eaux, détient avec Bagnères-de-Luchon, le premier rang parmi les places fortes sulfureuses si nombreuses en cette région.

Il y a trois ans, traversant, de Luchon à Cambo, le Sud-Ouest de la France, en passant par Bagnères-de-Bigorre, Argelès, Barèges, Saint-Sauveur, Cauterets, les Eaux-Bonnes et par les Eaux-Chaudes, nous parcourions la moitié de l'empire du soufre que je vous disais couvrir toute la chaîne pyrénéenne.

Cette année, parcourant les provinces orientales du pays du soufre, nous allons visiter leurs principales stations : Aulus, Ussat, stations sulfatées ; Ax-les-Thermes, les Escaldes, Carcanières, Molitg, le Vernet, Amélie-les-Bains, la Preste, voyant ainsi quelles abondances et quelles infinies variétés de sulfuration renferme notre pays.

1. A cette conférence, assistaient, avec tous les médecins de la station, M. Delcassé, ministre des Affaires étrangères, député, président d'honneur du Syndicat d'initiative de l'Ariège ; le professeur Garrigou ; le docteur Bonnans, maire, et le docteur Auphan, doyen des médecins d'Ax.

La France est, sur ce point, comme l'Espagne, si libéralement pourvue, qu'une cure sulfureuse — dans toute l'étendue d'une gamme de médication très forte ou très douce — ne peut se faire nulle part mieux qu'ici.

L'Europe est vraiment tributaire de nos sources soufrées, puisqu'elles sont aussi abondantes et aussi différenciées qu'elles se font rares dans les pays voisins; à telle enseigne, que l'Allemagne ne compte guère comme station sulfureuse qu'Aix-la-Chapelle; l'Angleterre, Harrogate; l'Italie, Acqui; la Suisse, Baden, Lavey, Schinznach et Yverdon. La preuve encore, c'est qu'il faut remonter jusqu'à l'Est de l'Europe, jusqu'en Transylvanie, passer par la Roumanie, et aboutir au Caucase, pour trouver des sources — la plupart sommairement exploitées — comparables aux notres.

Ceci dit, pour que, tous, nous prenions encore plus d'intérêt à l'étude des stations aujourd'hui visitées; stations qui — je ne saurais trop le répéter — pour être sulfureuses, le sont toutes dans des *tons* très différents, ce qui nous expliquera:

Pourquoi les études faites dans les multiples stations visitées en 1900, comme cette année, n'auront été ni des redites, ni des superfétations;

Comment les indications thérapeutiques remplies aux Pyrénées sont innombrables;

Comment peuvent, à l'infini, s'y nuancer les traitements;

Comment tant d'affections, de siège, d'aspect, d'évolution, de nature et d'origine si distinctes, y trouvent leur compte.

L'étude et l'analyse des stations que nous visitons cette année vont, cette fois encore, vous apprendre comment, grâce à leur exploitation mieux conduite, grâce à leur outillage perfectionné, les cures thermales sont en train de prendre la première place parmi les médications préventives et curatives, que nous nous accoutumons, aujour-

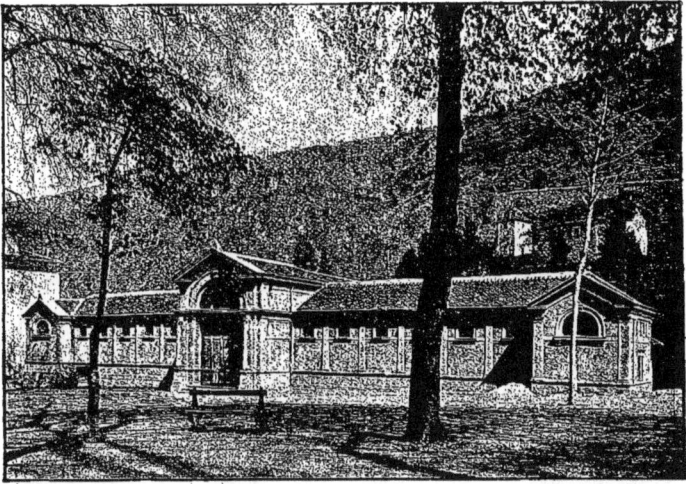

ÉTABLISSEMENT DU COULOUBRET

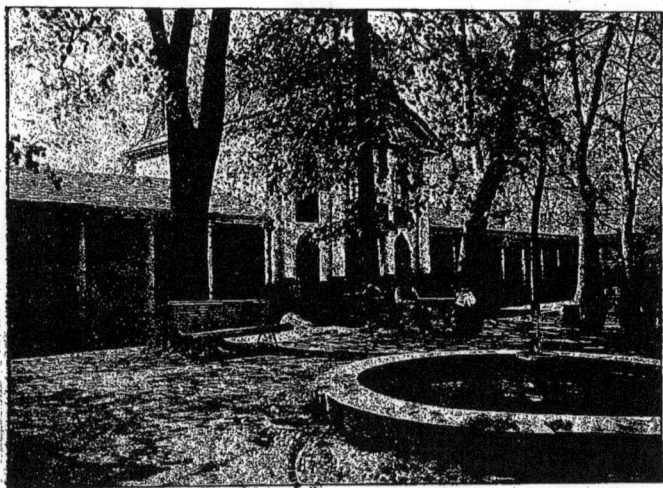

ÉTABLISSEMENT DU BREILH, intérieur.

d'hui, à chercher dans la Physicothérapie, après les avoir trop exclusivement réclamées de la Pharmaceutique.

Abordant, ce matin à Ussat, comme cet après-midi, à Ax-les-Thermes, l'étude générale et concrète de la médication sulfureuse thermale, ce m'est un devoir — ce que je fis il y a trois ans à Luchon, les anciens du V. E. M. doivent s'en souvenir — de rendre, tout d'abord, hommage aux travaux du professeur Garrigou, à qui la renommée et la prospérité des stations pyrénéennes sont redevables de tant de choses.

Plus heureux qu'en 1900, je me réjouis de saluer, ici, en personne, mon éminent collègue le professeur d'Hydrologie de la Faculté de médecine de Toulouse. Nul plus que lui : par le labeur de toute une vie ; par la valeur des travaux portant sur la géologie, la chimie et l'hydrologie pyrénéennes ; par quinze années d'enseignement, n'a autant éduqué de générations médicales, et aidé aux concepts qui régissent la science et la pratique thermales.

Ces concepts, par lesquels nous commençons à pressentir les modes d'action de la médication thermale, je vous les exposerai succinctement, dussé-je, ce dont je m'excuse, donner quelque longueur à cette conférence.

Je m'efforcerai d'être le plus bref possible, ne voulant pas que le temps consacré à une manière de leçon didactique sur les médications thermales, fût autant de pris sur la leçon de choses que nous vivons aujourd'hui à Ax-les-Thermes.

D'après les concepts modernes de l'Hydrologie ; d'après l'idée que nous nous faisons de la manière dont agissent les cures thermales, les raisons de l'action des médications hydro-minérales doivent être demandées, autant à la trame de constitution, à la manière de dissociation, au mode de groupement des éléments dont est faite une source, qu'à sa minéralisation globale.

2

La raison d'agir des eaux thermo-minérales paraît devoir être demandée en partie seulement à l'analyse ; la manière d'association et de dissociation des éléments constitutifs d'une source (éléments organiques, métalliques, thermiques, électriques) paraissant avoir autant d'importance que la qualité même des éléments minéraux.

En matière d'eaux thermo-minérales, l'existence d'un potentiel électrique, décomposant les molécules minérales et organiques en l'état *d'ions* si propres : à exalter leurs propriétés d'affinité ; à leur communiquer de remarquables sensibilités chimiques ; à faire leur dissociation parfaite ; l'existence du potentiel électrique, dis-je, semble jouer le rôle prédominant dans la statique et la dynamique des sources, sans que pour cela, bien entendu, il faille négliger la nature et le taux de leur minéralisation.

C'est de la quantité autant que de la qualité ; c'est du mode d'agencement fixe ou mobile ; c'est du mode de groupement instable des molécules organiques, métalliques et salines, entrant dans la constitution de l'être animé que représente toute source émergeant vivante de son griffon ; c'est de cette *texture*, autant que de la qualité des molécules, organisées, métalliques, salines, que semblent dépendre les « mystérieuses » combinaisons et décompositions spéciales aux diverses sources d'une même station.

Ce sont là notions changeant, en plus d'un point, la conception de nos pères touchant l'anatomie et la physiologie des Eaux thermo-minérales, puisqu'ils considéraient les sources comme de simples solutions salines auxquelles le malade venait, par voie d'apport et d'agrégat immédiat, demander le moyen de changer son chimisme anormal !

Cette question de combinaisons et de dissociation dont les eaux thermo-minérales sont le siège est un des problèmes les plus délicats de l'Hydrologie ; chaque année, j'ai trouvé occasion d'appeler votre attention, comme vos réflexions, sur les conceptions thermo-chimiques modernes appliquées à l'étude des Eaux minérales. Je vous ai cité, à ce propos, les analyses déjà anciennes du professeur Garrigou, sur l'importance desquelles j'ai souvent insisté, notamment à Bagnères-de-Luchon, et, l'an dernier, à Bourbonne-les-Bains.

De même, je vous ai maintes fois rappelé les travaux du Dr Frenkel et du Dr Elevy dont les vues aident à pénétrer le comment et le pourquoi des effets thérapeutiques obtenus par l'emploi externe des eaux thermo-minérales ; les unes *fortes*, les autres *indifférentes*, telles, par exemple, les eaux de Néris visitées en 1899, telles les eaux d'Ussat dont je vous ai parlé ce matin ; telles les eaux de La Malou que nous verrons dans quelques jours ; toutes eaux dont les vertus médicinales semblent si paradoxales, étant donné leur faible chimisme.

Ceux d'entre vous qui étaient des V. E. M. derniers, se souviennent de ce que je leur ai dit de l'analyse thermochimique appliquée à l'étude des eaux minérales, analyse indiquant, que les molécules organiques et minérales ascensionnées des profondeurs de la terre vers le griffon, viennent s'y dégager sous forme d'*anions* et de *cathions* ; les combinaisons et décompositions des sels semblant commandées par l'état de conductibilité électrique de l'eau, combinaisons et décompositions régies par la théorie générale des *Ions*.

Je vous ai rappelé que, sous l'influence de l'eau vivante, un sel trouvait moyen de se décomposer en deux éléments : électro-négatif ou *cathion*, chargé d'électricité négative ; électro-positif ou *anion*, chargé d'électricité positive.

Je vous ai rappelé, avec les travaux de Garrigou :

1° « Que, dans les eaux thermo-minérales, les substances salines se trouvaient décomposées, partiellement ou totalement, en éléments simples, métaux et molécules d'acides ;

2° « Qu'il se passait, au sein d'une eau minérale, des

faits physiques analogues à ceux que l'on observe au sein des substances gazeuses : les molécules, séparées des composés salins, exerçant une pression osmotique variant avec la concentration, et non avec le composé chimique de la solution. »

Je m'excuse si ces notions nouvelles d'Hydrologie générale vous paraissent ardues, mais il était indispensable de les rappeler à ceux d'entre vous qui, déjà, les ont entendues, aussi bien que de les dire aux nouveaux venus parmi nous.

Il était indispensable que vous ne demeuriez pas étrangers à ces notions qui jettent des clartés tant sur le chimisme et le dynamisme des eaux thermo-minérales, que sur leurs applications thérapeutiques.

Vous ne pouviez ignorer combien important est l'état électrique, comme l'état thermique des Eaux minérales, leurs qualités thermiques et électriques semblant, pour une part, être cause de leur chimisme.

C'est même, parce que de l'état thermo-électrique d'une eau minérale, semble dépendre la qualité et la variété de ses mystérieuses combinaisons, que j'ai l'habitude d'une comparaison, consistant à répéter qu'une eau usagée au griffon (sans être soumise ni à aucune pression, ni à aucun refroidissement ou réchauffement, ni à aucun mélange), est une médication aussi *vivante* qu'apparaît médication morte la même eau usagée loin de son griffon, après captation compressive ou décompressive, après refroidissement, après réchauffement, après contact avec l'extérieur, comme après mélanges.

N'est-elle pas milieu vivant, la source qui, *sponte suâ*, dégage, animées, mouvantes et changeantes des forces thermiques, électriques, osmotiques, résultant de la combinaison et de la décomposition des matières organi-

ques, salines et métalliques apportées des profondeurs de
la terre ?

N'a-t-on pas le droit de considérer comme un être vivant,
(ayant son existence comme ses vertus originales), telle ou
telle source, qui a, en *quantité* personnelle, les attributs
thermiques, électriques, chimiques et osmotiques que
possède, analogues, mais non identiques, telle ou telle
source rangée sous une même rubrique chimique, mais
que le réactif-malade (en cela autrement délicat que les
réactifs du laboratoire) nous montre plus pareille qu'iden-
tique ?

Si je me suis bien fait comprendre, vous admettrez que
ce soit du dynamisme des eaux thermo-minérales, du
potentiel par elle dégagé, (dynamisme et potentiel pres-
sentis par l'empirisme, éprouvés par l'observation clinique,
analysés par les travaux modernes) que découlent leurs
moyens d'action. Dès lors, nul étonnement que ce que
nous sachions de mieux sur les vertus et sur l'emploi des
eaux minérales, ce soit : d'abord de l'empirisme ; ensuite,
de la pratique attentive de nos confrères des stations, que
nous l'ayions appris, plutôt que du laboratoire ; les malades soulagés, reconfortés, guéris, se chargeant de démon-
trer la réalité des spécialisations, fait que vous m'entendez
exprimer volontiers sous une formule que j'emprunte aux
vieilles pharmacologies, pour l'adapter à la médication
hydro-minérale : *naturam aquarum effectus et curationes
ostendunt.*

Dès lors, nul étonnement que ce soient nos confrères
plutôt que les chimistes, qui nous aient enseigné avec quelles infinies nuances on pouvait, d'eaux de même composition générale, obtenir des effets thérapeutiques singuliè-
rement variés, tels ceux qui viennent de nous être montrés
à Ax, où nous retrouvons, dans la variété nuancée des
sources, toute la variété des applications thérapeutiques,
qu'en 1900, déjà, nous avions vues à Luchon, à Barèges, à

Saint-Sauveur, à Cauterets. Ne savons-nous pas, que sans sortir d'Ax-les-Thermes, des légions de malades peuvent se soigner, trouvant ici moyen de suivre un traitement, général ou local, dans *toutes* les notes de la médication soufrée depuis la plus forte jusqu'à la plus adoucie.

En ayant fini avec les quelques aperçus généraux que je vous devais donner sur les Eaux Minérales, il me faut, suivant la coutume de nos manœuvres thermales, résumer la substantielle leçon de choses que nous a donnée la visite des quatre établissements dans lesquels se fait l'exploitation de cette station, grande parmi les plus grandes, à qui il ne manque que d'être mieux connue, pour conquérir juste et pleine renommée ?

La station d'Ax-les-Thermes, 720 mètres d'altitude, agréablement située sur l'Ariège, est d'une telle richesse hydro-minérale qu'on peut dire qu'elle forme un lac thermal : elle possède plus de 80 sources, n'en utilisant guère qu'une cinquantaine. Deux millions de litres d'eau sulfureuse émergent chaque jour des quatre établissements : la teneur de l'eau en monosulfure de sodium est de 0,02287.

Tout à l'heure, en présence de ces deux millions de litres d'eau hyperthermale jetant au torrent la masse de calories et de matière organique qu'elle traîne avec elle, je me prenais à répéter la question que je posais (il doit vous en souvenir) à notre second V. E. M., quand déjà, en 1900, à Dax nous nous trouvions en face d'un fleuve thermal inexploité ? Je me demandais, et me demande comment l'industrie ne songe pas à se servir de la chaleur comme des matières organiques qui, ici, comme à Dax, en pure perte, s'écoulent à la rivière ? Pourquoi, autour des chassis et dans l'atmosphère de forceries, ne pas amener, au sortir des établissements, *serpentinées* les eaux thermales où, en serres chaudes, pousseraient fleurs et primeurs ?

Comment se fait-il que les Axéens n'aient pas songé, qu'ainsi, la fortune leur viendrait en dormant ?

Ce serait, en grand, appliqué à l'industrie, ce qui se fait dans la pratique domestique axéenne : ne savons-nous pas que, de tous temps, la soupe se trempe à la source des Canons, comme la cuisine s'y fait, comme se lessive le linge dans *la piscine des Ladres ?*

Cette piscine *des Ladres*, comme l'hôpital *de Saint-Louis* datent la station Axéenne, prouvant qu'elle était déjà en pleine exploitation et en pleine renommée au xiiie siècle.

Ce qui, de tous temps, a fait la réputation *antidoulou-reuse, antidartreuse* et *remontante* d'Ax, c'est que, de tous temps, les médecins avaient remarqué que la médication sulfureuse se faisait suivant une véritable gamme; c'est qu'ici se trouve toute une série d'espèces et de genres, et cela, aussi bien en matière de thermalité — celle-ci allant depuis + 18° jusqu'à + 78° — que de sulfuration. Sans exagération, se trouve ici la synthèse de la médication sul-fureuse, puisque, dans une même station, sont groupées toutes les applications thérapeutiques que nous avons vu déjà spécialisées à l'Ouest des Pyrénées ; de même qu'on y vient faire pareils traitements qu'à Molitg et à la Preste.

C'est assez dire, qu'en dehors de la réputation mondiale de quelques-unes des stations pyrénéennes déjà visitées, Ax n'a absolument rien à envier à personne : l'abondance, la thermalité, la variété de sulfuration de ses sources, la puissance de ses spécialisations diathésiques et fonction-nelles étant incomparables.

Cette puissance merveilleuse, comme nous l'a appris le professeur Garrigou, tient : aux multiples transformations qu'ici subit le soufre dans certaines des sources ; à la fixité de l'élément sulfureux dans d'autres ; encore à son altéra-bilité plus ou moins facile dans d'autres.

Toutes ces transformations du soufre, toute sa fixité ou sa dégénération sont fonction des forces organiques (sulfo-

bactéries) thermiques et électriques dont je parlais tout à
l'heure.

Ce sont ces forces, réunies ou dissociées, qui font la
personnalité sulfureuse de ces êtres vivants que sont les
sources thermales, quand, au sortir du griffon, en un véritable corps à corps, elles prennent contact, soit avec le
malade dans la baignoire à eau courante, soit avec ses
muqueuses, dans les pulvérisations, dans les inhalations,
aussi bien que dans le humage.

Nul étonnement, suivant le choix de la source, suivant
la technique employée, suivant la maîtrise de nos confrères, que, dans le groupe des sources d'Ax, le thérapeute
d'aujourd'hui trouve matérialisées toutes les vertus que la
fiction antique prêtait au chœur des Naïades, présidant
chacune aux *mystères* des sources.

L'Empirisme, en chacun de ces mystères, avait reconnu
des propriétés diverses dont il avait su faire des spécialisations ; à ces spécialisations, l'Hydrologie, informée par
la Clinique, a pu ajouter plus qu'elle n'a trouvé à repren-
dre. C'est qu'il en est de la thérapeutique thermale comme
de l'alcaloïdothérapie : la première, comme la seconde, a
su trouver dans des agents d'un même groupe chimique
toute une gamme d'effets différenciables?

Si j'en avais le temps, je pourrais dans cet ordre d'idées,
vous citer nombre de faits suggestifs, qui, sans que com-
paraisons soient raisons, vous aideraient pourtant à comprendre comment toute une série de composés soufrés,
sur un fonds d'effets thérapeutiques communs, peuvent
produire des variantes infinies.

Est-ce que, pour prendre un exemple, puisant dans le
fonds commun des effets produits par les opiacés, nous
n'aboutissons pas, chaque jour. à des indications thérapeutiques différenciées, suivant que nous ordonnons la
codéïne, la narcéïne, la thébaïne et la papavérine, plutôt
que la morphine ? Est-ce que ces alcaloïdes, tout en abou-

tissant à une résultante commune, calmante et somnifère, n'ont pas chacun leur coefficient variable d'ordre soporifique, analgésique et anexosmotique ?

Pareilles médications, produisant des effets communs dans le fond, différenciables dans la forme, et divers dans la nuance, s'ordonnancent journellement à Ax, puisque ses quatre établissements mettent, pour ainsi parler, toute une Matière Médicale de soufre à la disposition de leur clientèle :

Le **bain Viguerie** « le plus uniformément sulfureux de toute la chaine pyrénéenne »[1] ; le **bain Fort** alimenté par la grande sulfureuse, sulfureux fixe, d'une part ;

Le **bain d'Eau Bleue**, dégénéré, hyposulfité, très doux, et le **bain du Mystère,** sulfureux au griffon, mais se désulfurant et s'alcalinisant, d'autre part.

Par son adondance, 151.000 litres, par sa thermalité 73°8, par sa sulfuration élevée, 0,0226 de sulfure de sodium, surtout par sa fixité, comme par le nombre de ses applications, la source Viguerie est, avec la grande sulfureuse, la plus importante. Sa physionomie est frappante entre toutes les sources ; sa cuvette de captage donne l'impression d'une eau bouillante, tant l'eau y est remuée à gros bouillons.

Ces gros bouillons (d'où le nom ancien « source à Bouillons » sous lequel était désignée la source Viguerie) sont des remous dus à l'échappement de grosses bulles d'azote que l'on retrouve, le long des membres des malades immobilisés dans leur baignoires, formant aux baigneurs un revêtement de bulles minuscules.

Son taux en matières organiques, 0,0017, est un des plus faibles de la chaine pyrénéenne ; son alcalinité 0,0506 la met dans les faibles notes de la gamme alcaline.[2] Vu sa thermalité 73°8, la source Viguerie — qui vient courante

1. Dr Auphan.
2. Dr Gauchery.

et sans mélange dans la baignoire — est mise à température *optima* par contact avec des tuyaux-serpentins dans lesquels coule de l'eau froide.

J'appelle, une fois pour toutes, votre attention sur ce trait particulier de l'exploitation thermale d'Ax : les bains, les douches, les gargarismes y sont généralement donnés nature : c'est *serpentinée*, que l'eau Axéenne est, ou refroidie ou réchauffée, et nullement par mélange.

La **Grande sulfureuse**, hyperthermale aussi, avec ses 69°5, serait la plus riche en sulfure de sodium, 0,0287 de toute la station[1], en même temps qu'elle est la plus hyposulfitée[2], venant comme telle immédiatement après Olette[3]; elle dégage de l'hydrogène sulfuré. En outre, d'après Filhol, elle est la plus silicatée des sources pyrénéennes, ne renfermant pas moins de 0,1233 de silicates de soude, de potasse et de chaux par litre[4].

L'**Eau bleue**, thermale, 40° à 48°, donnée en baignoire, mitigée avec l'eau minérale de *la Pompe*, est une des plus désulfurées, une de plus alcalines d'Ax, en même temps que c'est une des plus hyposulfitées.

Ce bleuissement de l'eau, émergeant incolore, limpide au griffon, serait à la fois fonction de désulfuration (décomposition complète du monosulfure sodique) et fonction de sulfo-bactéries chromogènes ?

D'après le docteur Dresch — dont je ne saurais trop vous recommander le *Traité complet des Eaux d'Ax*, dont il donne au V. E. M. la primeur d'une quatrième édition, — l'**Eau bleue** est très riche en silice au griffon. « Cette silice libre se convertit dans le réservoir en silicate de soude, se combinant avec la soude antérieurement combinée au sulfure et abandonnée par lui pour donner du soufre libre et une certaine quantité d'hydrogène sulfuré. »

1. Willm.
2. Dresch.
3. Garrigou.
4. Dresch.

Cette mutabilité des eaux thermales (mutabilité particulièrement marquée ici), leur *aptitude*, pour employer le
langage de Durand-Fardel, à *se transformer*, à s'exalter ou
à s'abaisser dans la sulfuration, est la preuve de la vie
véritable dont sont douées les sources à leur sortie des grif-
fons.

C'est cela, qui, chaque jour, me fait vous représenter les
Eaux thermo-minérales, comme un agent de Matière médicale minérale organique ou organisée, de Matière Médicale vivante.

C'est cela, alors que je professais la Thérapeutique et la
Matière Médicale à la Faculté de médecine, qui me faisait
dire, qu'aux classifications anciennes de la Matière Médicale empruntant ses remèdes aux trois règnes : animal,
végétal et minéral ; il fallait ajouter un quatrième règne, le
règne *minéral-organique* dans lequel trouveraient place
les Eaux thermales, prises au griffon, ces *lymphes minérales*, auxquelles leurs constituants métalliques et organiques, aussi bien que leur état thermo-électrique, aussi
bien que leur force osmotique, donnent tant de ressem-
blance avec les sérums naturels, avec les lymphes.

Vraiment, en Thérapeutique générale, aussi bien qu'en
Pharmacodynamie, les hydrates métalliques *organisés* que
sont les sources thermales, doivent être différenciés des
remèdes dont la substance est empruntée à la Matière
Médicale minérale de nos anciennes Pharmacopées.

Quelle parité de constitution physico-chimique, quelles
parités de statique et de dynamique, en effet, peut-on trouver avec une eau thermale soit sulfureuse, soit arsenicale,
soit bicarbonatée, bue vivante à la source ou prise courante en baignoire, et un soluté, de potassium, d'arséniate
de soude ou de sels de Vichy préparé dans une officine ?

Comment le soufre, agent de Matière médicale minérale-
organisée, qui se présente à Ax à l'état, de *monosulfure*, de

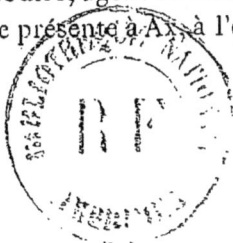

polysulfure et *sulfhydrate de sulfure de sodium ;* de sulfite et *hyposulfite de soude ;* de *soufre précipité ;* comment le soufre est-il posologué et ordonnancé ? La médication se fait ici à l'aide d'un outillage aussi complet que moderne, puisque, dans les quatre établissements, se trouvent plus de 150 baignoires, plus de 20 douches, plus de 20 buvettes, des étuves, des salles de pulvérisations, de gargarismes, d'inhalations et de humage.

Quelle est l'action physiologique de l'eau Axéenne ?

La baignade, générale ou locale, se résout, en plus des actions topiques exercées sur les muqueuses et la peau, en une série d'impressions ressenties et répercutées par les mailles du véritable filet nerveux dont nous sommes enveloppés. Ces impressions transmises, telles quelles, ou modifiées, de la périphérie vers les centres, imposent aux activités, nerveuses, circulatoires, des cellules et des appareils, des modalités nutritives et fonctionnelles autres qu'avant le bain, la douche et le humage. D'où, vitalité autre pour les muqueuses imprégnées ; d'où échanges moléculaires d'apport et de départ, qui, partout, dans les cellules et les viscères, se font à un taux autre et nouveau ; d'où sollicitation, par le bain, la douche, les pulvérisations, le humage, à des modalités osmotiques, à des facilités d'oxydation et de dépuration, dont ne jouissait pas le malade avant qu'il eut subi les effets *actionnels* de la médication, et que, suivant son âge, son tempérament et ses pathies, il eut trouvé moyen de répondre par des énergies *réactionnelles*, partielles ou fédératives, aux incitations thermales.

L'action physiologique de la cure axéenne s'accuse par toute une série de phénomènes propres aux médications sulfureuses :

Phénomènes subjectifs : excitation, insomnie ; appétence ; sensation de mieux être, de *remontement*. Phénomènes objectifs : accélération du pouls et de la res-

piration ; faciès meilleur ; amendement dans les signes
d'anémie ; plus grande activité de réduction de l'oxyhémoglobine ; polyurie avec excitation plus grande ; tous phénomènes dont l'analyse sert à nos confrères pour ordon-
nancer, soit leurs eaux *fortes* particulièrement excitantes
et remontantes ; soit leurs sources *dégénérées*, plutôt sédatives et résolutives.

Cette activité de réduction de l'oxyhémoglobine, dans
ses rapports avec la médication sulfureuse (activité de
réduction par laquelle s'expliquerait le remontement de
Bordeu) vient d'être analysée, au humage des vapeurs sulfureuses émanées de la source *la Grotte* de Bagnères-de-
Luchon, par le Dr Marcel Labbé.

Durant son récent séjour à Luchon, mon jeune collègue
des hopitaux, sur deux sujets, vient d'étudier l'activité de
réduction de l'oxyhémoglobine dans les tissus, c'est-à-dire
l'activité avec laquelle les tissus empruntent l'oxygène du
globule rouge pour effectuer les oxydations cellulaires.
En d'autres termes, le Dr Labbé vient d'étudier l'activité
des échanges respiratoires cellulaires après humage. La
méthode employée (méthode d'Hénocque, de maniement
simple et facile) est l'observation directe du spectre du
sang de l'ongle du pouce dont la circulation a été, préala-
blement, interrompue par un lien placé à la racine du
pouce.

Chez le premier sujet, sain, ayant 19 % d'oxyhémoglobine, le humage a toujours augmenté l'activité de réduction. Avant le humage, l'activité de réduction, inférieure
à la normale (c'est-à-dire à l'unité) variant de 0,65 à 0,87,
s'élevait, après humage, au dessus de la normale, atteignant
1,08 à 1,18.

Chez le second sujet, légèrement anémié (respiration nasale insuffisante corrigée par le humage) l'activité de réduction, au bout de quelques jours de traitement, s'élevait
après les séances de humage, et montait à 1,03.

Donc le humage de vapeurs sulfureuses de la source luchonnaise de la Grotte (dont l'eau renferme du soufre en solution, comme le démontrait M. Moissan, à l'Académie de Médecine dans la séance du 3 février dernier) favorisant les oxydations des tissus, augmente leurs échanges respiratoires en facilitant l'utilisation de l'oxygène.

En outre, la quantité d'oxyhémoglobine du second sujet a passé de 12 % à 13 %, c'est-à-dire, que, en l'espace de 12 jours, son anémie a été amendée. Ceci tendrait à prouver que les vapeurs sulfureuses aident à la formation de l'hémoglobine, en mettant à la disposition de l'économie du soufre, métalloïde que nous savons, avec le fer, entrer dans la constitution de l'hémoglobine.

Arrivons aux applications de la médication sulfureuse forte et dégénérée, telles que, tout à l'heure, nous les avons vu faire, au Couloubret, au Teich, au Breilh et à l'Etablissement Modèle.

Quels sont les malades que les enseignements du passé, comme l'expérience de nos confrères, nous disent justiciables de la spécialisation générale aussi bien que des spécialisations fonctionnelles Axéennes ?

Spécialisation générale. C'est à titre de spécialisation générale constitutionnelle (qu'il s'agisse d'une diathèse héréditaire ou acquise), que les rhumatisants, que les rhumatoïdants, que certains goutteux, surtout tant de scrofulo-tuberculeux, les syphilitiques et certains enfants lymphatiques, dystrophiques, sont tributaires de cette station.

De tous temps, de par la renommée, la spécialisation générale d'Ax s'est appliquée aux affections dites rhumatismales, ou mieux rhumatoïdes, c'est-à-dire aux localisations, nettes ou frustes, juxta-articulaires et périarticulaires, tendinofibreuses autant qu'articulaires, que laissent après elles les maladies toxiques et les maladies infec-

tieuses (exceptionnellement la fièvre rhumatismale aigue)
goutte, grippe, syphilis, blennorrhagie, etc.

C'est l'action excitante, remontante (aboutissant à des
modalités respiratoires et nutritives nouvelles des cellules
et des tissus) exercée sur le malade par les sulfureuses
fortes, autant que l'action résolutive exercée sur les localisations morbides par les sulfureuses *dégénérées,* qui
explique comment et pourquoi les mêmes malades, souvent, au cours de la médication Axéenne, sont, alternativement ou successivement, justiciables de bains et de douches de longueur, de thermalité et surtout de sulfuration
différentes.

C'est en vrais diathésiques qu'ils sont devenus, que les
syphilitiques se voient si nombreux à Ax, la médication
sulfureuse procurant remontement au malade, en même
temps qu'elle le dépure, facilitant la résolution des pathies
superficielles ou profondes, apparentes ou frustes, dues à
l'imprégnation fracastorienne.

C'est pour se libérer aussi bien du virus syphilitique que
des imprégnations mercurielles résultant de traitements
intensifs, que les *avariés* viennent ici faire des cures *inter-
calaires,* véritables post-cures, qui, leur valant, pour ainsi
parler, une rénovation statique et dynamique, leur per-
mettront d'échapper aux accidents tertiaires, autant que
d'épargner à leur future descendance le vice héréditaire.
Cette clientèle d'Ax n'est pas près de tarir, si, comme
nous le professons, mon collègue Gaucher et moi, la
syphilis, cet autre fléau mondial, va chaque jour grandis-
sant.

C'est dans le même sens, remontement général et
activités de dépuration, que la cure Axéenne rend tant de
services dans les asthénies, dans les anémies, comme dans
les impotences fonctionnelles qui frappent les alcooliques,
les grippeux, les diphtéritiques, les convalescents de fièvres
graves contractées dans la métropole ou dans les colonies,

Nombreux, sont justiciables encore de la spécialisation générale Axéenne les scrofulo-tuberculeux apulmonaires, et cela, quelle que soit la forme et le siège de leurs localisations : qu'il s'agisse d'adénopathies, d'artropathies chroniques, d'ostéites, de caries interminables mêmes, la spécialisation sur ce point rivalisant avec Barèges.

Ce ne sont pas seulement les adultes affectés manifestement de scrofulo-tuberculose qui se trouvent bien d'une ou de plusieurs cures Axéennes, ce sont aussi les enfants et les adolescents dystrophiques. Souvent héritiers de pères, alcooliques, syphilitiques, arthritiques, ces enfants dystrophiques, aux chairs épaisses et pâles, aux extrémités noueuses, au tempérament mou, au développement languissant et heurté, aux engorgements ganglionnaires faciles, aux catarrhes naso-pharyngiens récidivants, aux congestions faciles, aux réactions nerveuses intensives, voient leur constitution et leur tempérament de neuro-arthritiques gagner autant, parfois même plus, après une cure sulfureuse qu'après une saison passée aux eaux chlorurées. Il y a même dans cette constatation que, maintes fois, j'ai faite personnellement, la raison pour laquelle, très partisan, comme vous savez, des cures thermales, dans la seconde enfance et au début de l'adolescence, j'envoie certains de mes jeunes clients, quatre ou cinq années de suite aux Eaux, ordonnant alternativement et successivement les chlorurées et les sulfureuses.

C'est pourquoi, exprimant ici même souhait que vous m'avez déjà entendu formuler à Bagnères-de-Luchon, à Saint-Gervais, à Uriage, pour citer seulement ces trois stations, je voudrais savoir les enfants venir nombreux à Ax.

Si la médication sulfureuse agit, comme je vous l'ai dit, par les modalités nutritives et fonctionnelles, autres et nouvelles, qu'elle imprime aux cellules, aux organes comme au jeu des appareils, c'est quand l'individu se forme et se

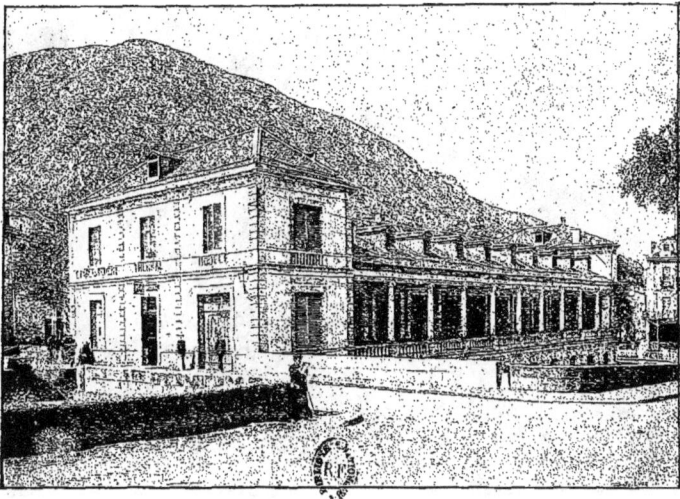

ÉTABLISSEMENT DU MODÈLE

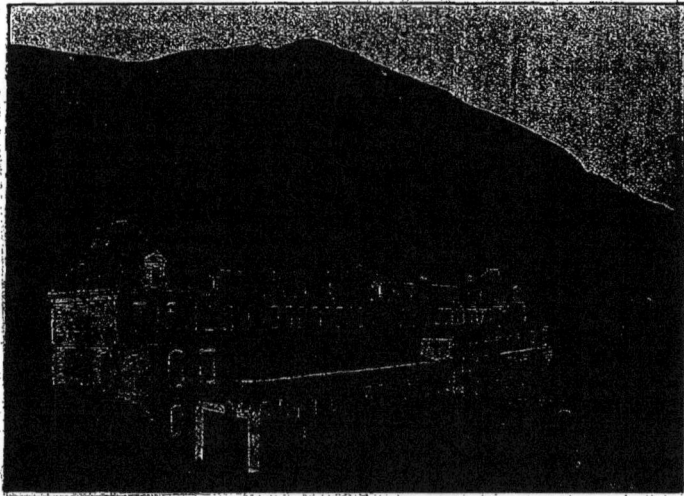

ÉTABLISSEMENT DU TEICH

développe qu'il faut intervenir. Que de temps perdu, que d'occasions de *remontement* non saisies, que d'indications non comprises pour modifier le terrain, pour modeler le tempérament de tel ou tel adulte dont les misères, alors qu'on les juge justiciables de la cure Axéenne, datent déjà d'une dizaine ou d'une quinzaine d'années ! Est-ce que le plein adolescent, qui débarque ici avec ses tares héréditaires, n'a pas déjà ses *habitudes* organiques prises ? Est-ce qu'il ne faut pas compter avec ses *plis* fonctionnels ?

Si c'est aux modalités nutritives viciées, si c'est à des dystrophies cutanées ou muqueuses qu'il faut s'attaquer, n'est-ce pas alors que les troubles organiques et fonctionnels étaient nouveaux, légers, plutôt tendanciels qu'affirmés et enracinés, que la cure Axéenne eut été plus opportunément appliquée, *cito et tuto ?*

C'est pour toutes ces raisons, que, chaque jour, vous m'entendez demander que les cures thermales se fassent autant **préventives** et rédemptrices que curatives. Voilà pourquoi je demande que les cures thermales soient à l'avant-garde de l'hygiène thérapeutique, et, comme telles, deviennent entre les mains des médecins de famille, (si tant est que les médecins de famille existent encore), instrument de puériculture.

A ce titre, je répéterai ici ce que je disais à Luchon, à Biarritz-Briscous, à Salies, à Uriage, à Saint-Gervais, à La Bourboule, à la Moullière, au Mont-Dore : que si la clientèle d'enfants se pressait en rangs plus serrés aux stations thermales, on y verrait, dans quelques décades, à ces mêmes stations, venir moins d'adultes et d'hommes faits, puisque ceux-ci, s'étant, enfants, évadés de leurs vices originels, auraient moins, vers la trentaine, à compter avec tant d'affections des muqueuses, de la peau, des ganglions, avec tant de dyscrasies, aboutissants de maladies transmises du père à l'enfant ; recommencements de maladies, le jour où l'enfant, devenu adulte, procréera à son tour, sans avoir, par la médication thermale rédemptrice, été à même de dépouiller les tares ancestrales.

Dites-vous bien, que dans le nombre de ces garçons et de ces fillettes dystrophiques que vous ferez passer par les cures sulfureuses et chlorurées, dites-vous bien, que beaucoup, grâce à vous, trouveront moyen de s'évader de la diathèse paternelle ; dites-vous bien, que beaucoup, devenus jeunes hommes et jeunes femmes, se verront dépouillés de la plus mauvaise part de l'héritage paternel.

Ce que je viens de dire de la spécialisation *diathésique* me permettra (sans qu'il soit nécessaire d'entrer dans de nouveaux développements), d'énumérer rapidement toutes les catégories de malades justiciables des *spécialisations fonctionnelles* Axéennes.

1º Les **Arthropatiques,** qui souffrent de douleurs avec engorgements ou raideurs articulaires ; avec ou sans contractures musculaires ; que ces douleurs soient superficielles ou profondes, affectant tout ou partie de la jointure, avec irradiations localisées ou diffuses ; avec épaississement des gaines ou des surtouts fibreux avoisinants ; que ces arthropathies aient eu leur origine ou leur cause dans un état diathésique, dans une maladie toxique ou infectieuse.

Les arthropathiques sont ici légion, parce que autant, parmi eux, les torpides, les éteints (dans leurs réactions articulaires) sont justiciables des sources fortes ; autant les malades susceptibles de poussées thermales, autant les éréthiques, autant les malades suspects de réactions articulaires goutteuses, sont justiciables des eaux altérantes, sédatives, dégénérées, alcalines.

2º Les **Névralgiques;** en particulier les malades souffrant de sciatiques.

3º Les **Dermopathiques,** atteints d'affections non aigues:

d'eczéma non fluent, d'urticaires chroniques, de derma-
toses prurigineuses, kératosiques, lichénoïdes, psoriasi-
ques, acnéïques ou séborrhéiques ; la gamme Axéenne per-
mettant, par l'emploi opportunément choisi des sources,
d'exciter ou de modérer les réactions cutanées.

4° Les malades atteints d'**Affections chroniques des voies
respiratoires** localisées au naso-pharynx, au pharynx ;
pour eux encore les sources Axéennes, de température et
d'activité si variées, particulièrement les sulfhydriquées
sont d'applications heureuses.

Les malades atteints de pharyngites, de laryngites chroniques, sèches ou catarrhales, diathésiques ou profession-
nelles ; certains adénoïdiens, trouvent ici tous les éléments
d'un traitement avec lequel rivalisent Cauterets et Luchon,
cette dernière station tout particulièrement, en tant qu'elle,
aussi, est dotée d'un humage parfait.

C'est à la pénétration plus immédiate du soufre à l'état
naissant, dans les replis de leur muqueuse nasale et dans
leurs trompes, que tant de malades, à Bagnères-de-Luchon
comme à Ax, soumis au humage, suivant les techniques
imaginées par nos confrères de Lavarenne et Lajaunie,
doivent la si notable amélioration de tant de catarrhes
pharyngés menaçant l'intégrité organique et fonctionnelle
des oreilles.

Certains asthmatiques, comme certains emphyséma-
teux, qui ont tant à souffrir de catarrhes bronchiques
sont justiciables d'Ax qui leur peut rendre autant de services que les Eaux-Bonnes, Luchon ou Cauterets.

Pour ce qui est des poitrinaires, je n'ai pas besoin de
vous dire qu'ils sont (avec toutes les précautions et tous
les ménagements usités dans les stations pyrénéennes)
justiciables d'Ax, non certes pour leurs localisations tu-
berculeuses éteintes, fibroïdées, mais pour leurs affections
para ou pérituberculeuses post-bacillaires : ici encore,
c'est le remontement de Bordeu que cherche le malade,

en même temps qu'il demande à l'eau sulfhydriquée, modificatrice et calmante, de militer contre les servitudes congestives respiratoires.

5° Les femmes atteintes de **métrites chroniques, d'annexites, de leucorrhées,** qui, pour en avoir fini avec les processus aigus inflammatoires, restent douloureuses, souffrent de troubles menstruels et gardent de l'impotence sexuelle. Parmi ces malades, les unes doivent aux médications Axéennes nuancées d'échapper à l'intervention opératoire, d'autres opérées, se trouvent bien de faire, particulièrement au Couloubret, une post-cure.

6° Les malades atteints de **troubles gastro-intestinaux** qui, de prime abord, sembleraient justiciables de toute autre station que d'une sulfureuse, souvent trouvent ici remède à leurs maux. Nous savons quel judicieux emploi font nos confrères Axéens de leur **Petite sulfureuse** et de la **Source Pâtissier,** qu'on dit douées des mêmes actions eupeptique et euphorique que la source *Mahourat,* de Cauterets.

7° **Certains urinaires** (c'est là une notion de thérapeutique thermale un peu neuve) affectés de lithiase urique et phosphatique avec catarrhes vésico-rénaux chroniques, se trouvent bien ici. En même temps qu'ils obtiennent facile élimination de leurs sables, ils soulagent et guérissent leur catarrhe uréthro-prostato-vésico-rénal, par l'emploi des sulfureuses alcalines douces, par l'emploi de l'**Eau Bleue,** dont l'action résolutive n'est vraiment dépassée dans l'espèce, que par les eaux de la Preste et de Molitg.

Ce sont toutes ces catégories de malades justiciables de la cure axéenne que (voir la page 3) je réunis en un tableau fait pour donner, en une vue d'ensemble, toute la synthèse de la station.

Au total, ce que je viens d'énumérer des spécialisations organiques et fonctionnelles Axéennes si nuancées, s'appliquant à tant de malades de physionomie distincte, comme à tant d'affections de siège, d'aspect, de forme, d'évolution, de nature et d'origine diverses, vous persuadera de la justesse de l'expression consacrée par les hydrologistes qui, ayant à caractériser Ax-les-Thermes, proclament la station **propre à tout bien faire**, et cela, parce qu'on y trouve la gamme sulfureuse aussi complète qu'on la peut imaginer. C'est encore, ce qu'enseignait récemment mon distingué collègue Henri Lamarque dans un livre aussi judicieusement pensé qu'écrit, dont je ne saurais trop recommander la lecture aux praticiens. Le Dr H. Lamarque, lui aussi, est frappé de la variété inouïe des applications thérapeutiques d'Ax-les-Thermes, variétés qu'il condense dans la phrase suivante :

« La gamme des Eaux d'Ax est, en somme, si étendue qu'elle a permis à M. Landouzy de dire que cette station peut être, par ses indications, classée à côté de Néris, et à Filhol, qu'elle est, par certaines de ses sources, la plus excitante de la chaîne. [1] »

Je vous rappelle que, en dépit que nous soyions à Ax-les-Thermes, c'est-à-dire en une station où les bains, les douches, les pulvérisations, les gargarismes, les inhalations, le humage constituent la base de la médication, les malades ne restent pas sans aller aux buvettes, aussi abondantes que différenciées. Je vous rappelle quel judicieux emploi nos confrères font, comme boisson, du **Mystère**, des sources **Pilhes** et **Sulfuro-ferrugineuses** ; de l'**Eau Bleue** ; de la source **Viguerie**, de la **Petite sulfureuse**, des sources **Longchamp** et du **Modèle**. Il y a dans la posologie de la cure de boisson, annexée aux médications externes, toute une maîtrise qui explique certains des résultats merveilleux, rencontrés parfois ici, après avoir été vainement cherchés ailleurs.

1. *Du choix d'une Station sulfureuse, dans les Pyrénées Françaises,* p. 143. (Leçons professées au cours libre de Thérapeutique hydrologique de la Faculté de Médecine de Bordeaux).

Ce que j'ai dit de l'importance de la cure Axéenne appliquée aux états constitutionnels ; ce que je viens de dire de la série de ses spécialisations fonctionnelles ; ce que nous avons vu de l'abondance inouïe de ses sources, de leur hyperthermalité, de leur composition variée (toutes conditions qui permettent les médications les plus nuancées) légitime le jugement, que, en commençant, je portais sur Ax-les-Thermes.

Avec pareilles richesses thermales, avec pareille puissance thérapeutique ; pourvue de confort, offrant à ses légions de justiciables les agréments de séjour, les facilités de vie, qu'il y a deux siècles déjà, réclamait Montaigne des bains qu'il visitait, Ax peut prétendre occuper une des premières places, non seulement parmi les eaux sulfureuses les plus réputées, mais encore parmi les meilleures de nos grandes stations françaises.

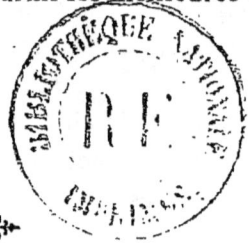

Le *Gérant :* Gadrat Aîné.

Foix. — Imprimerie Gadrat Aîné. 3979.

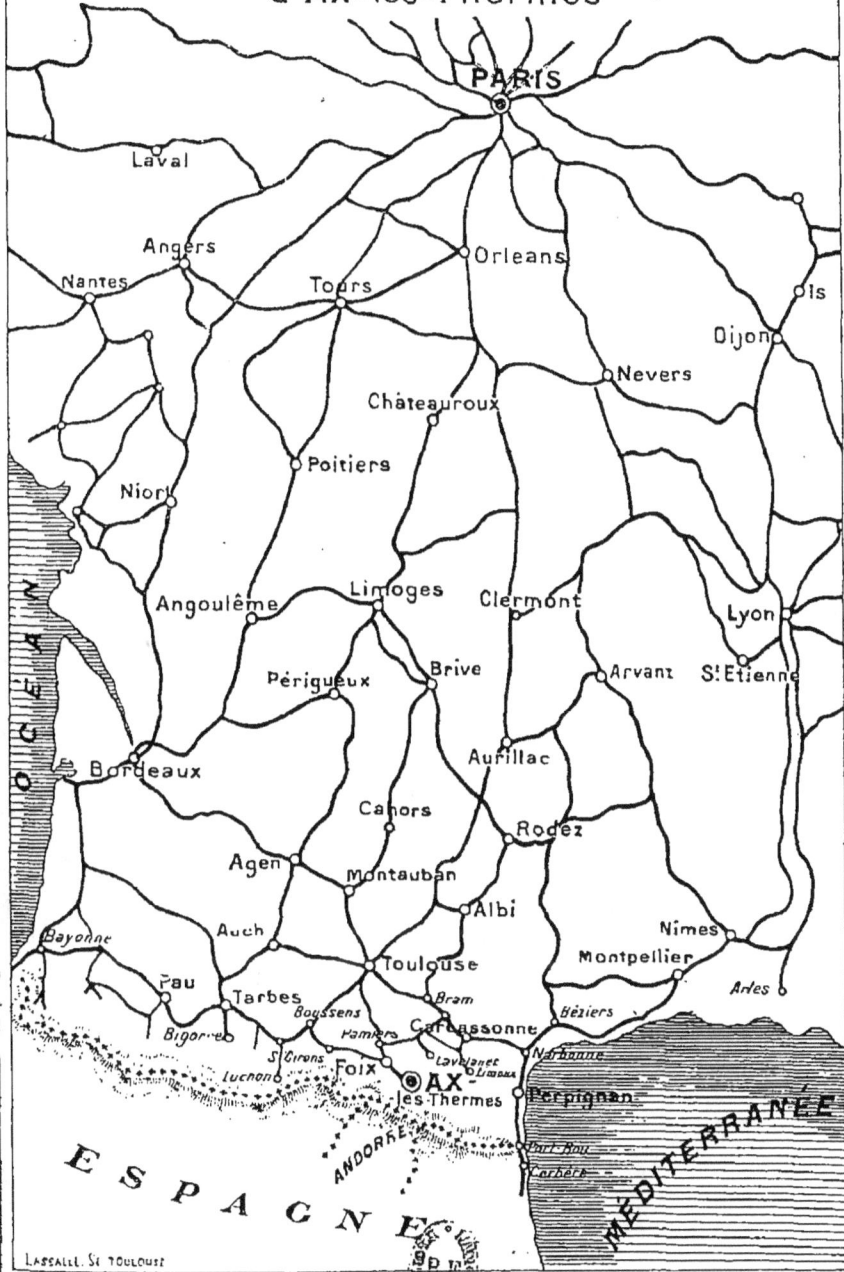

Situation Géographique
d'Ax-les-Thermes

PARIS

Laval

Angers · Orleans · Ols

Nantes · Tours · Dijon

Nevers

Châteauroux

Poitiers

Niort

Angoulême · Limoges · Clermont · Lyon

Périgueux · Brive · Arvanz · S.t Etienne

Bordeaux

Aurillac

Cahors · Rodez

Agen · Montauban

Auch · Albi

Bayonne · Nimes

Pau · Montpellier

Tarbes · Toulouse · Arles

Bigorre · Boussens · Bram · Béziers

Pamiers · Carcassonne

S.t Girons · Foix · Lavelanet · Narbonne

Luchon · AX-les-Thermes · Limoux

Perpignan

ANDORRE

Port-Bou

Cerbère

ESPAGNE

OCÉAN

MÉDITERRANÉE

LASSALLE. St TOULOUSE